REVUE
ARCHÉOLOGIQUE

PUBLIÉE SOUS LA DIRECTION

DE MM.

ALEX. BERTRAND ET G. PERROT

MEMBRES DE L'INSTITUT

Dr VERCOUTRE

—

LA

MÉDECINE SACERDOTALE

DANS L'ANTIQUITÉ GRECQUE

PARIS
ERNEST LEROUX, ÉDITEUR
28, RUE BONAPARTE, 28

—

1886

N. B. — Tout ce qui est relatif à la rédaction doit être adressé à M. Alexandre BERTRAND, au Musée de Saint-Germain-en-Laye (Seine-et-Oise), ou à M. G. PERROT, rue d'Ulm, 45, à Paris.

Les livres dont on désire qu'il soit rendu compte devront être déposés au bureau de la *Revue*, 28, rue Bonaparte, à Paris.

L'administration et le bureau de la *REVUE ARCHÉOLOGIQUE* sont à la LIBRAIRIE ERNEST LEROUX, 28, rue Bonaparte, Paris.

CONDITIONS DE L'ABONNEMENT

La *Revue archéologique* paraît par fascicules mensuels de 64 à 80 pages grand in-8°, qui forment à la fin de l'année deux volumes ornés de 24 planches et de nombreuses gravures intercalées dans le texte.

PRIX :

Pour Paris. Un an...........	25 fr.	Pour les départements. Un an..	27 fr.
Un numéro mensuel..........	3 fr.	Pour l'Étranger. Un an.......	28 fr.

On s'abonne également chez tous les Libraires des Départements et de l'Étranger.

LA MÉDECINE SACERDOTALE

DANS L'ANTIQUITÉ GRECQUE

Un helléniste autorisé, M. C. Wescher, admet que « l'origine de la médecine chez les Grecs était religieuse, que les temples d'Esculape furent les premiers hôpitaux et ses prêtres les premiers médecins [1]. » Nous tenons cette opinion pour l'expression de la vérité : en effet, si l'on en croit Pausanias [2] et Apollodore d'Athènes [3], Esculape eut des temples avant même la prise de Troie, et les premiers médecins dont l'histoire fasse mention, ces « artisans en médecine » dont parle Homère, savoir Machaon et Podalyre, ont de tout temps été regardés comme les fils d'Esculape. On peut remarquer encore que l'expression θεραπεύειν a constamment signifié *guérir* et *adorer*. Mais, d'un autre côté, on a beaucoup écrit sur la médecine des temples, et depuis la dissertation de Hermann Conring, datée de 1657, jusqu'à nos jours, on rencontre les travaux de Major, de Brendel, d'Hundertmark, de Frey, de Vink, de Malacarne, de Birger Thorlaccius, de G. A. Schmidt, de Gauthier, de Malgaigne, etc., sans compter, bien entendu, tous les historiens de la médecine en général : or, il se trouve que tous s'accordent pour considérer comme des jongleries les pratiques de la médecine sacerdotale, et Malgaigne, pour sa part, voit dans les prêtres-médecins « d'insignes charlatans ». C'est cette opinion que nous voulons combattre, en essayant de démontrer que la thérapeutique des temples d'Esculape, les seuls temples vraiment médicaux de l'antiquité, a été, tout au contraire, rationnelle et scientifique.

L'entreprise est assez nouvelle, pensons-nous, pour mériter quelque intérêt.

1. *Archiv. miss. scientif.*, t. I, 2e sér., 1864.
2. *Gr. desc.*, III, XIX.
3. S. Clém. Alex., *Stromat.*, I, XXI.

I

Le malade qui avait résolu de s'adresser à Esculape pour obtenir la guérison, se rendait à l'un des temples de ce dieu; il n'avait, à dire vrai, que l'embarras du choix : Épidaure, patrie d'Esculape, Titane, Cos, Pergame, Tricca, Tithorée, Égée, etc., possédaient les plus célèbres des temples du dieu; nombre d'autres villes en possédaient également, Athènes en particulier, dont l'Asclépion nous est maintenant révélé, grâce aux travaux de M. Girard. Les principaux de ces temples nous sont assez bien connus : observez que, pour la plupart, ils étaient situés dans des lieux salubres, soit que les uns fussent construits sur le sommet de montagnes [1], soit que les autres, sinon tous, comme le soutient Littré [2], fussent entourés d'un bois sacré : remarquez encore que beaucoup avaient été élevés dans le voisinage de sources minérales. N'est-il pas clair que cette situation même des temples devait être merveilleusement propice à la guérison des malades, lesquels, en outre du voyage qu'ils venaient, pour la plupart, d'accomplir, trouvaient dans ces abris sacrés un air nouveau, assaini soit par l'altitude, soit encore par la vigueur de la végétation? N'est-il pas évident que, dans ces conditions, les malades, en proie surtout aux affections endémiques particulières à un pays chaud et fiévreux, se rendaient à de véritables *sanatoria*, établis justement dans les conditions hygiéniques qui président à l'installation de nos propres lieux de refuge et de guérison?

Le malade, arrivé aux environs du temple, n'était pas encore admis à pénétrer dans l'intérieur : certains préliminaires étaient indispensables. A l'entrée même du temple d'Esculape à Épidaure, étaient gravés ces mots : « Celui qui veut être admis doit avoir une âme pure [3], » formule consacrée que l'on retrouve ailleurs, puisqu'aux fêtes de Cérès Déméter l'hiérophante

1. Plutarq., *Quæst. Rom.*, c. 94.
2. *Hipp. op.*, t. I, p. 10.
3. Porphyr., *de Abstin. anim.*, II, xvii; S. Clém. Alex., *op. cit.*, lib. V.

excluait de l'initiation « ceux qui n'avaient pas les mains ni l'âme pures [1]. » Le moyen d'affirmer la pureté de l'âme était d'ailleurs fort simple : le temple étant un sanctuaire, nul profane n'y devait pénétrer sans s'être soumis préalablement aux cérémonies de la purification : à cette fin, on faisait prendre aux malades des bains d'eau simple, ou d'eau minérale, ou d'eau de mer [2], bains qui étaient accompagnés de frictions, d'onctions ou de fumigations. Telle est encore, du reste, la pratique médicale actuelle, et le bain préliminaire, assurant la propreté corporelle du malade, reposant ses membres fatigués, détendant ses nerfs surexcités, est considéré et à juste titre comme une excellente entrée en matière au début de tout traitement. La propreté corporelle du malade était, en outre, une garantie de propreté du temple, toujours envahi par de nombreux patients, et la crainte des épidémies devait être sans cesse présente à l'esprit des prêtres-médecins. D'après Thucydide [3], ils avaient été impuissants pour guérir la peste d'Athènes : on peut croire qu'instruits par quelques fâcheuses expériences de ce genre, ils faisaient tout pour éloigner les chances d'apparition de semblables fléaux, et ainsi s'explique qu'au rapport de Pausanias il était formellement interdit aux femmes d'accoucher et aux malades de mourir dans les environs du temple d'Épidaure [5]. Ces dispositions étaient, on le voit, conformes aux règles de la plus sévère hygiène.

D'autre part, offrir un sacrifice à Esculape était une formalité imposée à tout consultant : on offrait au dieu les animaux les plus variés, cependant très ordinairement un porc ou un coq ; à Balanagre on sacrifiait des chèvres ; à Tithorée au contraire on pouvait tout offrir sauf des chèvres [5] ; à Athènes, on donnait des pains, des figues sèches, etc., et l'on faisait brûler sur l'autel un gâteau de pur froment [6] : pratiques diverses, suivant les lieux,

1. Cf. Aristoph., *Thesmoph.*
2. Aristoph., *Plut.*
3. I, 47.
4. II, 27.
5. Pausan., X, 32.
6. Aristoph., *Plut.*

mais qui toujours devaient s'accompagner de prières lues par le prêtre (pour ne rien omettre) et répétées par le patient. Du reste, au rapport d'Aristide [1] ces prières étaient souvent chantées en musique [2], et si l'on en croit Platon, des prêtres étaient attachés au temple d'Épidaure qui composaient des hymnes en l'honneur d'Esculape [3].

Ceux qui connaissent bien l'essence même de la piété chez les Grecs, savent que cette formalité du sacrifice était rigoureuse et, pour ainsi dire, inéluctable. Rendre au dieu l'hommage qui lui était dû, se montrer, suivant l'expression de Cicéron, juste à son égard, c'était l'obliger, en propres termes, à répondre par ses bienfaits. Étrange dévotion assurément, mais qui avait du moins, dans l'espèce, l'avantage incontestable de préparer, en tranquillisant l'âme, l'amélioration physique si ardemment désirée.

Ayant donc ainsi, à l'occasion du sacrifice, pénétré dans l'intérieur du temple, le patient, sous la conduite d'un prêtre exégète, en pouvait, s'il en avait la force, visiter toutes les parties; son attention était attirée sur les nombreux *ex-voto*, dont beaucoup étaient en métaux précieux, et qui représentaient le plus ordinairement quelque partie du corps humain que le dieu avait su guérir; il pouvait lire les inscriptions votives attestant la reconnaissance des malades, et celles, sans doute infiniment plus rares, portant soit la mention du traitement institué dans un cas donné [4], soit encore la composition des remèdes nouvellement découverts [5]; il admirait les offrandes précieuses dues à la libéralité reconnaissante des malades, offrandes démontrant d'une manière positive l'efficacité de l'intervention du dieu. Si les circonstances le favorisaient, il se joignait à la foule, rassemblée de temps à autre, par les prêtres, pour assister émerveillée et applaudir à quelque cure surprenante [6]; il se pouvait faire encore

1. Plin., *H. N.*, XXVIII, 2.
2. Aristid., *Orat. sac. quart.*
3. Plat., *Ion.* Cf. Kaibel, 1027, *Epigr. graec.*, 1877.
4. Pausan., II, 27.
5. Galen., *de Antidot.*, II. — Plin., *H. N.*, XX, 24.
6. Mercurial, *de Art. Gymn.*, I, 1.

qu'il assistât aux fêtes données en l'honneur d'Esculape, et dont les plus célèbres, celles d'Epidaure, qui avaient lieu tous les cinq ans, attiraient de tous les points de la Grèce une affluence extraordinaire.

A tous ces moyens préparatoires mis habilement en œuvre pour inculquer dans l'esprit du malade le ferme espoir d'une guérison prochaine, s'en ajoutaient d'autres constituant réellement un commencement de traitement. Afin, disait-on [1], que le malade fût plus digne d'approcher de la divinité, il était soumis à une diète plus ou moins rigoureuse ; cela peut laisser supposer que le malade était préalablement interrogé sur les symptômes de son mal, mais, en tout cas, le but véritable de cette prescription était éminemment thérapeutique, et chacun sait que c'est une règle très générale de l'art de guérir que d'imposer un régime sévère au début de tout traitement. Galien [2] fait mention de malades qui étaient ainsi restés quinze jours sans prendre de nourriture, et il est si vrai que l'imposition de cette diète était considérée par les prêtres comme une condition indispensable de succès, qu'ils se refusaient à entreprendre la cure des patients qui essayaient de s'y soustraire ; une anecdote rapportée par Philostrate [3] semble démontrer cette heureuse pratique de la médecine des temples.

En définitive, qu'avons-nous vu qui ne soit conforme aux règles de la plus saine thérapeutique?

Éloigner le malade du milieu où il a souffert, le placer dans un milieu absolument sain ;

Engager, par tous les moyens possibles, le malade à se soumettre, avec une confiance aveugle, au traitement qui sera institué ;

Disposer le malade à ce traitement au moyen d'un bain réparateur ;

Commencer ce traitement par une diète rigoureuse ;

1. Strab., *Geogr.*, XIV.
2. Cité par Leclerc, *Hist. de la Méd.*, I, 20.
3. *Vita Apoll. Thyan.*, I, 9 ; cité par Gauthier.

Voilà, si nous ne nous trompons, d'admirables prescriptions, et assurément nous ne ferions pas mieux. Serait-ce donc que Malgaigne, qui, comme nous l'avons dit, considère les prêtres d'Esculape comme d'insignes charlatans, aurait commis une lourde erreur et porté sur eux un jugement injuste? C'est ce que nous nous proposons d'examiner plus amplement.

II

Les préliminaires du traitement étant accomplis, le patient était admis à coucher dans le temple et à y dormir, dans l'espérance d'obtenir d'Esculape un songe lui indiquant la nature même du remède qu'il devait employer.

Nous ne nous attarderons pas à établir que dès une haute antiquité et d'ailleurs chez tous les peuples, les songes étaient considérés comme des moyens surnaturels employés par la divinité pour se manifester aux hommes [1] : l'observation des songes et leur interprétation créa la divination par les songes, qui devint soit une profession, soit encore une fonction sacerdotale. On comprend aisément que, pénétrés de cette idée que toute parole entendue en songe était l'expression même de la volonté divine, les Grecs durent considérer comme divins et par suite absolument efficaces les remèdes qui leur étaient indiqués pendant le sommeil ; de là, l'habitude pour les malades de se rendre dans les temples dédiés au dieu de la santé pour solliciter de ce dieu l'obtention d'un rêve par lequel il leur fît connaître, en s'offrant à eux, quelque prescription réputée nécessairement infaillible.

A cette fin, le malade s'installait dans le temple ou plutôt dans des chapelles, Ἀσκληπιεῖα, attenant à ce temple [2]; ce séjour dans le temple se nommait ἐγκοίμησις, c'est l'*incubatio* des Latins.

Le malade, venu sur le soir, était, *selon l'usage*, dit Aristophane [3], étendu sur un lit, au milieu même des autres malades,

1. *Il.*, I, 63.
2. V. Girard, l'*Asclépiéion d'Athènes*, 1882, thèse.
3. Aristoph., *Plut.*

et l'on peut croire que le lit qui était placé à la droite même de la statue du dieu, comme il s'en trouvait un dans le temple de Tithorée [1], devait être particulièrement recherché. Au surplus, les malades s'étendaient dans le temple un peu partout : si l'on en croit Aristide [2], c'était ordinairement entre les portes et les balustrades, mais il assure que, pour sa part, il allait dormir dans tous les endroits de l'édifice et jusque sous la lampe sacrée allumée aux pieds de la divinité.

Tous les malades étant installés (ils étaient obligés de rester la nuit entière dans le temple [3] et pouvaient passer autant de nuits qu'il était nécessaire), un prêtre, éteignant les lampes, commandait de dormir et engageait à ne s'effrayer de rien : quelque bruit que l'on pût entendre, il ne fallait souffler mot. On comprend sans peine que, dans l'obscurité, dans le silence religieux du temple, le sommeil, sommeil agité sans doute, ne tardait guère à s'emparer du pèlerin fatigué et souffrant ; et alors par un phénomène bien connu, chez cet homme crédule et malade, dominé par des préoccupations obsédantes de retour à la santé, survenaient presque fatalement des rêves, et ces rêves avaient précisément et forcément un rapport étroit avec les idées mêmes qui hantaient son cerveau. Ne pensant qu'à guérir, le malade rêvait nécessairement de remèdes ; mettant tout son espoir dans l'intervention d'Esculape, le malade voyait en rêve le dieu lui-même. De là cette disposition à croire, au réveil, que c'était vraiment Esculape qui avait prescrit la recette salutaire, recette dont le malade s'efforçait de se souvenir.

Observez d'ailleurs qu'il n'était nullement nécessaire que le malade fût endormi, pour voir et pour entendre. « Il arrive quelquefois, dit Malebranche [4], que les personnes qui ont les esprits animaux fort agités par des jeûnes, par des veilles, etc., que ces personnes croient voir devant leurs yeux des objets qui ne sont que dans leur imagination. » Malebranche veut ici parler

1. Pausan., X, 32.
2. *Or. sac. sec.*
3. V. le *Curcul.* de Plaute.
4. *Recherche de la Vérité.*

des hallucinations, et il est difficile, il faut l'avouer, de ne point reconnaître que toutes les circonstances qui présidaient à l'« incubation », savoir : l'état maladif du sujet, ses préoccupations incessantes, la diète sévère à laquelle il avait été soumis, la majesté du lieu sacré, l'attente même de l'apparition du dieu, que toutes ces circonstances, disons-nous, devaient favoriser, et à un haut degré, l'éclosion d'une hallucination.

Telle fut, tout à fait au début du moins, l'incubation dans les temples d'Esculape, et l'on peut appeler *religieuse* cette période, très probablement fort courte, pendant laquelle les choses se passèrent comme nous venons de le dire. L'intervention médicale des prêtres se traduisait assez discrètement de deux manières ; elle consistait ou bien à suggérer avec adresse au malade, soit dans l'interrogatoire préliminaire, soit pendant la visite du temple ou par la lecture des inscriptions votives, l'idée de tel ou tel remède utile, idée qui reparaîtra en rêve ; ou bien, si toute autre chose est indiquée en songe, à interpréter habilement ce songe, en lui donnant la signification thérapeutique convenable. Mais il est aisé de concevoir que les prêtres s'aperçurent très vite que cette manière de procéder exposait à bien des mécomptes : ou bien, en effet, le songe ne survenait pas ; ou bien l'hallucination elle-même faisait défaut ; ou bien le remède indiqué en songe était oublié au réveil ; ou encore le remède lui-même, dont le malade s'était souvenu, était, bizarre conception d'un cerveau agité, tellement absurde, que le songe ne pouvait être raisonnablement interprété. Il fallut, et c'est là vraiment que les prêtres se montrèrent ingénieux, il fallut surmonter toutes ces difficultés, suppléer par l'industrie à ces inévitables mécomptes, et surtout trouver un moyen de faire la part plus large à l'intervention médicale des prêtres. De ce moment, date la période véritablement *médicale* de la thérapeutique sacerdotale.

Comment s'y prit-on?

Ainsi que nous l'apprennent Strabon [1] et Pausanias, il était

1. *Geogr.*, XVII.

d'usage, lorsqu'un malade était dans l'impossibilité de se rendre lui-même au temple, d'admettre ses parents ou ses amis à le remplacer et à « songer » à sa place et en quelque sorte « à son intention ». Or, à cette imitation, les prêtres décidèrent que eux-mêmes ou encore les gardiens des temples, pourraient se livrer aux songes à la place des malades, en un mot qu'il y aurait des « songeurs » attitrés [1] : il est bien inutile de dire que ces songeurs de profession, attachés officiellement aux temples, étaient stylés avec grand soin et ne décrivaient au réveil que des rêves de convention, indiquant les remèdes que les prêtres leur avaient, après examen et réflexion, recommandé d'indiquer.

Cependant, il faut penser que le public conçut vite quelques doutes sur la bonne foi de ces songeurs, et Artémidore lui-même, quoique bien naïf, reconnaît que « ceux qui font métier d'avoir des songes, prescrivaient souvent, non point ce qu'ils avaient vu réellement, mais bien ce qu'ils feignaient d'avoir vu » [2].

Cette fâcheuse constatation, aussi discrète qu'on la suppose, dut jeter sur ce mode nouveau de procéder quelque défaveur, et il faut penser encore que la plupart des malades, habitués, dès l'enfance, à croire à l'efficacité des rêves qu'ils avaient personnellement, persistèrent à vouloir songer « eux-mêmes », et il fallut compter avec leur volonté. On continua donc à se servir des « songeurs officiels », dont les services pouvaient être réclamés (Aristide lui-même s'en servit), mais on fut obligé d'inventer autre chose, et voici alors ce qu'imaginèrent les prêtres.

Quel était, en somme, le problème?

Les songes, avons-nous dit, qui apparaissaient aux malades eux-mêmes, ces songes qui donnaient aux prêtres, comme nous l'avons montré, de si fréquents mécomptes et leur interdisaient surtout toute intervention médicale sérieuse, les vrais songes, si l'on peut ainsi parler, il fallait à tout prix s'en débarrasser, les supprimer.

A cette fin, que fit-on?

1. Strab., *Geogr.*, XIV.
2. Artemidor., *Oneirocritic.*, IV, 24.

On les qualifia, et c'est un ancien, Jamblique [1], qui nous l'apprend, de songes « ordinaires », c'est-à-dire, en langage clair, de songes vulgaires, de songes sans valeur, absolument indignes de toute interprétation.

Mais alors, qu'arriva-t-il? C'est qu'à ces rêves réels, reconnus si gênants par les prêtres qui n'y croyaient pas, mais enfin dans lesquels le peuple avait foi, à ces rêves, disons-nous, l'industrie sacerdotale dut nécessairement *substituer* d'autres visions, qu'il fallut avoir l'art de créer de toutes pièces, de rendre « immanquables », et aussi l'habileté de faire prendre aux malades pour de vrais rêves, pour des songes « célestes » (par opposition aux songes « ordinaires »), pour les seuls songes, en un mot, envoyés par la divinité.

Comment se fit cette difficile substitution?

D'une façon très simple, mais fort curieuse, et que voici :

Ayant observé (et c'est là un trait de haute perspicacité physiologique) que, *le matin*, à l'aube, notre esprit se trouve dans un état de vague somnolence, de lucidité obtuse, de semi-engourdissement en quelque sorte, qui nous permet d'entrevoir, de notre lit, comme dans une sorte de pénombre et sans avoir d'eux une perception bien nette, les objets extérieurs, les prêtres choisirent adroitement ce moment, où d'ailleurs la lueur du jour est encore indécise, pour se présenter en personne aux malades, sous le déguisement d'Esculape, et même leur adresser la parole.

Le problème était dès lors résolu, et l'on s'explique facilement, en tenant compte de toutes ces circonstances de demi-somnolence, de demi-jour, de superstitieuse crédulité, etc., combien il fut aisé de faire prendre, à des malades confiants, ces apparitions de pure comédie pour des songes envoyés par la divinité.

Les textes confirment tout ce que nous venons de dire : écoutez Jamblique : « Les songes célestes, dit-il (c'est-à-dire les songes envoyés par le dieu), sont ceux qui apparaissent quand nous sommes dans un *état intermédiaire* entre la veille et le sommeil, ou entre le sommeil et la veille... » Mais, cet état

1. *De Myst. Ægyptior.*

intermédiaire, à quel moment se manifeste-t-il? Écoutez Philostrate [1] : « Les interprètes des songes, dit-il, ne veulent interpréter les visions que quand elles ont lieu *le matin* ... », et encore, ce que dit Tertullien [2] : « On avait, dit-il, surtout foi aux songes qui survenaient *le matin.* »

On le voit, le doute n'est pas permis, et nous savons maintenant ce qu'il faut penser des prétendus songes envoyés par Esculape; que, d'autre part, les prêtres prissent le déguisement du dieu lui-même, il suffit de lire la scène bien connue du *Plutus* pour en être convaincu. C'est d'ailleurs cet artifice qui explique sans difficulté ce passage où Philostrate [3] affirme que de temps en temps, Esculape en personne se montrait aux hommes dans le temple d'Egée ; ainsi s'explique encore ce passage d'Hérodien qui dit que Caracalla partit de Pergame, où il avait été consulter le dieu, après avoir reçu autant de songes qu'il le voulut : Eh ! sans doute, Esculape se montrait partout et aussi souvent qu'on le pouvait désirer.

Il est permis de croire que, au début, les prêtres qui jouaient le rôle du dieu n'apparaissaient qu'à une distance assez grande des malades, et en quelque sorte timidement, mais peu à peu ils s'enhardirent ; encouragés par la crédulité des malades, ils leur apparurent, sous le costume du dieu, porteurs de ses attributs, et accompagnés d'animaux divers, à toutes les heures de la nuit ; bientôt, ils s'approchèrent résolûment d'eux, les examinèrent, les palpèrent même les uns après les autres ; enfin, ils allèrent jusqu'à se faire escorter, dans cette ronde nocturne, par tout un petit groupe de personnages habilement costumés (ordinairement leurs parents), personnages représentant soit le petit Télesphore, soit encore les divines sœurs d'Esculape, Hygie et Panacée. Maintenant, on comprend qu'il n'était pas plus difficile au prétendu dieu d'adresser la parole aux malades que de s'offrir à leurs regards. Celse [4] assure qu'un grand nombre de Grecs et

1. *Op. cit.*, I, 7.
2. *De Anima*, c. 48.
3. *Op. cit.*, I, 7.
4. Origen. *contra Cels.*, lib. III.

de barbares affirment avoir vu et voir encore Esculape en personne, secourant les malades et *rendant des oracles médicaux* ; c'est encore ce que dit Jamblique : « Dans cet état mitoyen à la veille et au sommeil, état dans lequel surviennent les songes célestes, dit Jamblique, on entend ordinairement une *voix* entrecoupée. » Or, cette voix qu'Aristophane nous fait également entendre, c'est précisément celle du prêtre qui, sous le costume du dieu, indiquait aux malades le remède tant désiré. Ainsi, pendant de longs siècles, se joua cette petite comédie, et elle fit d'innombrables dupes. L'une de ces dupes les plus connues a été assurément Aristide : ainsi qu'il le dit lui-même [1], il dormait très peu à cause de son état maladif et par suite ses rêves étaient très rares. Or, il atteste qu'il lui arrivait fort souvent, qu'étant entre le sommeil et la veille, il voyait venir à lui le dieu, il le touchait presque, et il l'écoutait avidement, craignant qu'il ne s'éloignât trop tôt. Eh bien! tel est l'effet de la crédulité superstitieuse. Aristide n'a jamais soupçonné un seul instant qu'il pût être la victime d'une supercherie : supercherie assez innocente d'ailleurs, il faut l'avouer, et surtout *utile*, puisqu'elle permettait aux prêtres d'intervenir efficacement, en prodiguant aux malades, après interrogatoire et examen, les réelles ressources de l'art.

Indiquer maintenant, autant qu'il nous est possible, les remèdes prescrits dans les conditions que nous venons d'exposer, en un mot continuer l'examen de la thérapeutique sacerdotale, telle est l'étude que nous allons essayer de poursuivre.

III

Tout d'abord, qu'il nous soit permis de dire que nous ne saurions *à priori* tenir pour vrai tout le mal que l'on a pu dire de la médecine des temples : c'est une affirmation banale, en définitive, qui met les prêtres d'Esculape au rang des imposteurs. Mais observez donc que ces prêtres, d'une intelligence assuré-

1. *Orat. sac. sec.*

ment peu commune, puisqu'ils ne croyaient pas aux songes, avaient dû acquérir un certain savoir médical, d'une part par une tradition séculaire, orale, puis écrite [1], qui nécessairement avait fait ses preuves, et, d'autre part, par un contact perpétuel avec une infinité de malades, moyen certain d'acquérir l'expérience ; notez encore que ces prêtres avaient un intérêt capital à obtenir le plus possible de guérisons; songez qu'il existe très probablement dans les annales de l'antique médecine classique un bon nombre de recettes puisées dans les archives des temples d'Esculape, puisqu'il est certain que l'on trouve dans Héras de Cappadoce, Galien, Aétius, Paul d'Egine, des formules provenant des temples d'Isis: reconnaissez que tout ce que nous avons dit plus haut du traitement préparatoire des malades est conforme aux règles de la plus saine hygiène; avouez enfin que, s'il est très vrai que d'évidentes jongleries se pratiquaient dans les temples d'Esculape, ces jongleries n'avaient trait, en somme, qu'à la manière de procurer aux malades de prétendus songes, et qu'en définitive, grâce à l'adroit procédé adopté, et dont nous avons rendu compte, les prêtres avaient réussi à trouver le seul moyen d'intervenir médicalement, tout en respectant ostensiblement la superstition qui s'attachait aux rêves.

C'est fort de toutes ces raisons, qui sont majeures, et faisant table rase, comme il convient, de toutes les opinions émises par les auteurs, que nous allons aborder l'examen de la thérapeutique sacerdotale, proprement dite.

Or, quels sont les faits? ils sont peu nombreux malheureusement, bien connus en général, mais il importe de les revoir.

Au rapport d'Artémidore [2], à un homme qui souffrait de maux d'estomac, il fut prescrit de se nourrir de dattes. Certes, c'est là, il faut le reconnaître, un moyen thérapeutique excellent : c'est tout simplement la prescription de la sobriété, et elle convient à merveille à tout malade dont l'estomac est délabré; encore de nos jours, les Arabes, dont la sobriété et la vigueur sont presque

1. Galen., *de Admin. anatom.*, I. 1.
2. *Oneirocrit.*, V, 89.

proverbiales, ne se nourrissent guère que de dattes, et, dans notre formulaire actuel, la datte n'est nullement dédaignée, elle figure comme médicament et fait partie intégrante de la composition des béchiques.

Au rapport d'Elien[1], à un malade qui était phtisique, il fut ordonné de se nourrir de viande d'âne.

S'il s'agit de viande crue, qu'y a-t-il là qui ne soit conforme à notre procédé actuel de thérapeutique? et s'il s'agit de viande cuite, n'est-il pas certain que la chair de l'âne est éminemment nourrissante et par suite favorable à l'amendement sinon à la cure des phtisies, puisqu'elle entre encore dans la composition avérée de certaines préparations alimentaires justement renommées?

Suivant le même auteur, à un autre patient qui avait une hémoptysie, il fut conseillé de boire du sang de taureau.

Or, qu'est-ce qu'un crachement de sang, sinon trop souvent le symptôme initial d'une phtisie, et, aujourd'hui encore, n'arrive-t-il pas sans cesse que l'on prescrive exactement la même ordonnance à ceux que menace ce mal terrible?

Dans une des quatre inscriptions grecques bien connues qu'a publiées Mercurialis[2], il est fait mention d'un certain Lucius qui, pour une douleur de côté (pleurodynie?) reçut d'Esculape l'ordre d'employer en topique, sur l'endroit malade, un mélange de cendre et de vin. Il le fit et s'en trouva bien.

Nous ne saurions nous en étonner. Beaucoup de nos médecins actuels pourraient, en cas pareil, formuler avec succès la même ordonnance. Cela s'appellerait, en langage moderne, des frictions alcalino-alcooliques.

Dans une autre de ces inscriptions, il est question d'un certain Julianus qui avait une hémoptysie grave. Esculape lui ordonna de prendre des graines de pin, de les mêler à du miel et de manger cette préparation[3] pendant trois jours; l'hémorragie fut arrêtée par ce moyen.

1. *Hist. animal.*, XI, 35.

2. *De Arte gymnast.*, I, 1. Ces inscriptions sont dans Grüter, et ont été commentées par Hundertmark.

3. Une préparation identique (graines de cèdre et miel) constitue aujourd'hui

Qu'y a-t-il là de si étrange? Remplacez la graine de pin par du bois de pin, et le miel par de belle eau claire, et vous aurez l'eau de Brocchieri, remède usité de nos jours et réputé hémostatique.

Aristide, cet étrange malade dont nous aurons encore l'occasion de parler, nous apprend [1] que fréquemment Esculape (c'est-à-dire le prêtre qui jouait le personnage du dieu) prescrivait et donnait en songe, indépendamment de topiques (onguent de nard, etc.), des vomitifs, des purgatifs, du gypse, des drogues diverses, comme des potions de dictamne, la mixture de Philon, etc., voire de la ciguë, médicament, comme chacun sait, fort difficile à manier. N'est-ce point la preuve matérielle qu'il existait, dans les temples d'Esculape, les éléments d'une véritable, d'une sérieuse pharmacopée?

A ce même Aristide, atteint d'une affection chronique, il fut prescrit [2] de boire de l'huile vierge, à titre de modificateur « des nerfs et des os », c'est-à-dire de toute l'économie. Qu'y-a-t-il là d'absurde? Encore de nos jours, l'huile de foie de morue, le beurre, les graisses, ne sont-ils pas journellement prescrits à titre de reconstituants, de réels modificateurs?

Nous savons encore par Varron [3] que les prêtres prescrivaient le cumin et aussi l'oignon. Or, on sait que le cumin, très vanté dans toute l'antiquité, fait, aujourd'hui encore, partie de notre Codex, et il faut bien savoir que des médecins distingués de nos jours ont institué, avec grand succès, des traitements (qu'ils ont peut-être crus nouveaux) et dont les oignons forment la base.

Soyons justes : quelle critique pourrait découvrir, dans tout ceci, rien qui mérite, même à nos yeux, le moindre blâme professionnel?

Eh bien! s'il est vrai qu'au point de vue de l'administration des médicaments proprement dits, la médecine des prêtres d'Es-

un « dessert » arabe fort recherché, et nous en avons mangé chez les Beni-Yahia du cercle de Batna : médicament hier, friandise aujourd'hui.

1. *In Æsculap. orat.*
2. *Orat. sac. tert.*
3. *Ap. non Marc., voc. cepe.*

culape nous paraît irréprochable, il est non moins vrai que les prêtres étaient passés maîtres dans la thérapeutique que l'on peut appeler « hygiénique » et en voici la preuve :

Nous savons par Galien[1] qu'Esculape conseille souvent aux malades les exercices corporels, tels que la chasse, l'équitation, la gymnastique et l'escrime; il nous dit encore qu'à ceux qui étaient atteints de désordres intellectuels, il recommande d'assister à des spectacles plaisants et d'écouter la musique ou des chants mélodieux. Par Marc-Aurèle[2], qui lui-même avait été traité et guéri par Esculape, nous apprenons que le dieu ordonnait aux malades, indépendamment de l'équitation, la marche avec les pieds nus, ou encore l'hydrothérapie froide.

Aussi, pour permettre aux patients de se livrer à cette thérapeutique si bienfaisante particulièrement dans les affections chroniques, les prêtres avaient-ils établi, auprès des temples, des gymnases, des établissements balnéaires, etc., et si l'on en croit Pausanias[3], ils avaient fait construire, dans l'enceinte même du temple d'Epidaure, par Polyclète, un théâtre spacieux. Il est même permis de croire, et cette remarque ingénieuse est de Gauthier, qu'ils avaient imaginé certains instruments spéciaux : le fer recourbé (strigile) avec lequel on frottait les malades, avait été, au rapport de Martial[4], inventé à Pergame. Or on sait qu'à Pergame existait un temple d'Esculape d'une très grande réputation. Quoi qu'il en soit, la combinaison de cette gymnastique avec le régime alimentaire a été, dans toute l'antiquité, le triomphe de la médecine des temples d'Esculape.

Ce n'est pas tout : à la gymnastique du corps, les prêtres avaient su adjoindre, suivant les circonstances, la gymnastique intellectuelle dont ils avaient raison de faire grand cas. C'est ainsi qu'Aristide, parmi les nombreuses prescriptions qu'il reçut dans le cours de sa bizarre maladie qui dura treize ans et dont il finit par guérir, reçut celle-ci : il lui fut enjoint de rédiger la

1. *De Sanit. tuend.*, I, 8.
2. *De Rebus suis*, V, 9.
3. II, 27.
4. *Epig.*, XIV, *ep.* 51.

relation de sa maladie, d'écrire des discours[1] et de composer des hymnes poétiques.

Est-ce que tout cela, en définitive, n'est pas de la médecine et de la meilleure?

Observez encore que dans les temples, si heureusement situés, comme nous l'avons dit, près de sources et dans des bosquets, rien n'avait été négligé pour satisfaire à l'indication de « distraire » les malades, et l'on admirait, dans ces abris sacrés, et dans leurs environs, nombre de chefs-d'œuvre de l'art, comme par exemple à Cos, l'Aphrodite Anadyomène d'Apelles. Remarquez encore que, dans ce même ordre d'idées, les prêtres connaissaient l'influence favorable des voyages sur une classe importante de maladies; les déplacements, par suite les changements de climats, imposés à Aristide, qui dut, sur l'ordre des prêtres, visiter un certain nombre de temples, sont la preuve de ce que nous avançons.

Où donc, dans tout ceci, aperçoit-on du charlatanisme, et comment s'étonner qu'avec de si bons moyens, les prêtres aient obtenu des succès merveilleux? Ecoutez cette anecdote : un habitant de Smyrne, nommé Nicomaque, avait, dit Galien[2], contracté une telle obésité qu'il ne pouvait plus faire aucun mouvement : le malade, alors, de consulter Esculape qui procura la guérison parfaite au moyen de violents exercices corporels auxquels il soumit le patient à jeun. Nous le demandons : est-il possible d'imaginer, pour cette infirmité, un mode de traitement plus rationnel, et quel médecin, de nos jours, aurait la prétention de faire mieux? Le cas était bénin, dira-t-on : soit. Mais voyons encore : si, sans parti pris, l'on a le courage de suivre tous les fastidieux détails que nous a transmis Aristide, en six livres entiers (*orationes sacræ*) touchant l'affection, assez obscure d'ailleurs, dont il souffrit si longtemps, on ne pourra s'empêcher d'admirer que les prêtres d'Esculape réussirent à le guérir. Il est hors de doute qu'ils diagnostiquèrent fort bien qu'ils avaient

1. C'est là l'origine des Ἱεροὶ λογοί, *Orationes sacræ*, d'Aristide.
2. *De different. morb.*, 9.

affaire à un névropathe halluciné, comme on en peut inférer des traitements principaux auxquels ils soumirent le malade, savoir, les bains froids, les douches, les voyages, les distractions, la gymnastique de la parole, etc., et ceux qui savent à quelles difficultés se heurte aujourd'hui encore la science en matière d'affections nerveuses, reconnaîtront que cette cure fait grand honneur à la médecine sacerdotale.

Jusqu'ici, nous n'avons rien dit qui montre qu'à l'exercice de la médecine, les prêtres d'Esculape adjoignissent des pratiques chirurgicales ; la raison en est claire, c'est que jamais les prêtres n'ont exercé la chirurgie, et nous entendons ici par chirurgie toute la série des opérations, grandes ou petites, s'accompagnant nécessairement d'effusion de sang. Non pas certes que les prêtres ne conseillassent aux malades de se soumettre à telle ou telle opération. Mais la vérité est qu'eux-mêmes n'ont jamais opéré. Maintes raisons peuvent expliquer cette abstention : peut-être craignait-on de souiller le temple; peut-être, et cette raison est sans doute la meilleure, les prêtres, dans leur haute intelligence, avaient-ils la notion fort nette de leur insuffisance en anatomie, et, sans l'anatomie, toute chirurgie est radicalement impossible.

Nous n'ignorons pas que l'on a voulu s'appuyer sur quelques textes, pour essayer de démontrer le contraire de ce que nous avançons ; mais quels sont ces textes ?

Le premier est un passage d'Élien [1], qui rapporte l'anecdote suivante empruntée à Hipys de Reggio : « Une femme, étant atteinte d'un tænia dont les plus habiles médecins n'avaient pu la guérir, vint à Épidaure consulter Esculape. Le dieu *étant absent*, les prêtres, prétendant le remplacer, firent coucher cette femme dans le lieu même où Esculape avait coutume d'opérer ses cures. Alors, ils lui coupèrent la tête, et l'un des opérateurs, introduisant sa main dans le ventre, en retira le ver, qui était d'une merveilleuse grosseur. Voulant ensuite remettre la tête en place, ils n'y purent parvenir : c'est alors qu'arriva Esculape, qui blâmant la conduite des imprudents, remit lui-même la tête sur le tronc

1. *Hist. animal.*, IX, 33.

et renvoya la femme en parfaite santé. » Nous le demandons : est-il possible de chercher sérieusement à voir, dans ce conte absurde, la preuve que les prêtres d'Esculape pratiquaient des opérations chirurgicales? En réalité, il n'y a qu'une seule chose à retenir de cette histoire, c'est que les femmes étaient admises et traitées dans les temples, et à vrai dire, nous nous en étions douté.

Le second texte est un passage de Cœlius Aurelianus[1] qui dit qu'Erasistrate donna au temple de Delphes un instrument pour arracher les dents : c'est donc, a-t-on pu penser, que, dans les temples, l'on pratiquait l'avulsion des dents; mais il faut bien comprendre le passage en question. Certains médecins, tels que Hérophile et Héraclide de Tarente avaient observé que la mort suit parfois l'extirpation des dents, et Cœlius, expliquant ce fait par la sympathie avec le cerveau, n'était point d'avis que l'on arrachât les dents tenaces : or, c'est cet avis qui avait été donné *allégoriquement* dans le temple d'Apollon par l'offrande d'une tenaille de plomb[2].

Reste un dernier texte : c'est un simple passage d'Artémidore[3] qui parle d'une incision à l'abdomen, faite par Esculape à un malade : mais il n'est guère possible, en saine critique, de tirer des conclusions d'un texte unique, et surtout d'un texte d'Artémidore.

Rien ne prouve donc, selon nous, que les prêtres d'Esculape aient jamais pratiqué d'opérations chirurgicales, mais, nous le répétons, ils donnaient volontiers des avis chirurgicaux. Ainsi par exemple, Galien[4] nous rapporte qu'un prêtre de Pergame, qui, depuis quelque temps souffrait d'une douleur de côté (pleurésie?) demanda conseil à Esculape. Le dieu lui recommanda de se faire saigner, et, ce qui n'a rien de surprenant, le malade s'en trouva bien. Dans ce cas particulier, le dieu fit pratiquer la saignée à l'artère qui est « en haut de la main », sans doute la radiale : mais on sait que les médecins, dans toute l'antiquité,

1. *Chronic. morb.*, II, 4.
2. V. Ch. Daremberg, *Œuvr. Posth.*, 1881.
3. *Oneirocrit.*, V, 61.
4. *De Curand. rat. per sang. miss.*, c. 23.

avaient coutume d'ouvrir les artères, et, de nos jours encore, on a pratiqué couramment la saignée de la temporale.

Eu égard à la fréquence des ophtalmies en Grèce, une branche de l'art de guérir qui a été spécialement cultivée par les prêtres d'Esculape, c'est la thérapeutique oculaire. Bien entendu, il ne s'agit aucunement ici d'opérations sur les yeux, mais simplement de l'application de topiques : la scène du *Plutus* d'Aristophane est fort instructive à cet égard : elle nous montre le personnage, qui jouait dans le temple le rôle d'Esculape, examinant les patients et leur essuyant les yeux avec un linge fin : puis, broyant dans un mortier un collyre dont les éléments lui ont été apportés dans une petite boîte par un aide, ouvrir les paupières du malade et y faire pénétrer lui-même le topique salutaire.

On peut tenir pour certain, d'autre part, que les prêtres prescrivaient, préparaient même des emplâtres de diverses sortes, utiles pour le traitement des plaies, emplâtres analogues sans doute à celui que Galien[1] appelle *sacré*, et dont il donne la formule d'après Héras de Cappadoce.

IV

Certes, les objections au système que nous venons d'exposer, système qui tend à démontrer, contrairement à l'opinion généralement admise, que la médecine sacerdotale, dans les temples d'Esculape, était absolument rationnelle, sont nombreuses et nous les pressentons : mais en quoi se résument, somme toute, ces diverses objections? en un argument unique et qui est celui-ci : « Un bon nombre des remèdes prescrits par Esculape sont évidemment absurdes. » Cela peut être vrai, mais voyons de plus près.

Que dirons-nous du remède proposé à un malade dont parle Galien, et qui était atteint d'éléphantiasis[2] ? Il lui fut prescrit par Esculape de prendre un remède où entraient « des vipères. »

1. *De Comp. medicam. sec. gener.*, V, 2.
2. *De subfig. empir.*

Certes, aux yeux de beaucoup de critiques, le moyen peut sembler étrange, absurde, et prêter même à rire : observez cependant que le « remède de vipères » a joui d'une grande vogue, non seulement dans toute l'antiquité, mais encore dans tout le moyen âge ; observez surtout, et bien des personnes en seront assurément surprises, qu'un remède où entrent des vipères est encore actuellement inscrit dans notre formulaire! Ce remède c'est la *thériaque*, composé bizarre de cinquante-sept substances différentes, au milieu desquelles on a admis la vipère desséchée qui y compte pour six parties : or ce composé, de nos jours encore, est si fréquemment prescrit (à titre de tonique), qu'en 1868, l'administration de l'assistance publique en a fourni trente kilogrammes pour la consommation des hôpitaux de Paris! Avant donc de considérer comme absurde un remède donné, il faudrait préalablement s'enquérir, et, après tout, les anciens étaient-ils donc si ridicules d'attribuer au serpent quelque valeur thérapeutique, eux qui regardaient, de bonne foi, ce reptile comme l'attribut sacré du dieu de la santé?

Une des quatre inscriptions grecques dont nous avons parlé et qui se trouvent dans Mercurialis raconte qu'un certain Valerius Aper, aveugle, ayant consulté Esculape, il lui fut prescrit de se frotter les yeux avec un collyre composé de miel et du sang d'un coq blanc : ici encore, n'est-il pas évident que les anciens n'ont attribué des effets salutaires au sang du coq que parce qu'ils savaient que cet oiseau, emblème de la vigilance, était consacré au dieu de la médecine? Raisonnement faux, absurde, nous le concédons, mais dans l'antiquité ce raisonnement semblait juste, et il faut tenir grand compte des idées religieuses de l'époque.

Maintenant, que les prêtres d'Esculape aient été dans l'usage constant d'entourer leur pratique médicale d'une auréole de « merveilleux, » ceci est une autre affaire et nous n'y contredirons pas : les prescriptions du dieu, étant de véritables oracles, devaient être, comme tous les oracles et sous peine de tomber dans la vulgarité et le discrédit, parfois obscures, parfois allégoriques : de là la nécessité fréquente de les faire interpréter.

Voici un exemple de la forme allégorique, fort bien rapporté par Gauthier : « Un gardien du temple « songea » une nuit pour Aristide qu'il fallait que ce dernier se fît enlever les os et les nerfs, par la raison qu'ils étaient corrompus. La perplexité du malade fut grande : il crut qu'il s'agissait de la plus terrible opération qui eût jamais été conçue. Heureusement, le dieu lui-même vint le rassurer et lui dit que cela signifiait qu'il fallait employer un remède assez puissant pour opérer un changement dans les nerfs et dans les os ; » et c'est alors qu'Aristide fut soumis, comme nous l'avons dit, au régime modificateur de l'huile.

Voici maintenant un exemple de conseil médical obscur : Une autre fois, il fut ordonné en songe à Aristide de se faire tirer cent vingt livres de sang[1]. Le crédule malade, interprétant l'oracle, pensa naturellement qu'il devait se faire pratiquer de fortes saignées. Or, il se trompa sans doute dans l'interprétation de cette ordonnance obscure, car le moyen ne lui réussit pas.

Souvent, perdant alors ce caractère énigmatique, les prescriptions, quoique formulées avec clarté, contenaient des recommandations particulières affectant un caractère mystique : tantôt, il fallait prendre le médicament sur l'autel lui-même[2], tantôt traverser le temple de droite à gauche, puis appuyer la main sur l'autel[3], tantôt absorber le médicament auprès du trépied sacré[4], etc. ; recommandations futiles à nos yeux, mais d'une grande importance pour des gens dévots ! Et, après tout, quelle pratique médicale, même la plus scientifique, a pu jusqu'ici se passer d'une certaine dose de « mystère » ? Non, il n'est point paradoxal de dire qu'un certain prestige est, dans une juste mesure, éminemment utile en matière de médecine : on capte par là la confiance du malade, et l'on s'assure sa parfaite docilité, deux excellentes garanties de succès ; comme l'a fait très bien observer Leclerc[5], Galien[6], admirant la résignation absolue avec la-

1. *Orat. sac. sec.*
2. Mercurial., *op. cit.*, *Insc. de Julianus.*
3. Id., *ibid.*, *Insc. de Caius.*
4. Aristid., *Orat. sac. tert.*
5. *Hist. de la méd.*, I, 20.
6. *Method. med.*, I, 1.

quelle les malades des temples se soumettaient aux ordonnances, ou, pour mieux dire, aux ordres des prêtres, ne pouvait s'empêcher d'avouer, avec quelque chagrin, que ses propres malades ne lui obéissaient pas, à beaucoup près, aussi ponctuellement.

Ainsi, il nous semble démontré que la pratique médicale des prêtres d'Esculape était une pratique sérieuse et rationnelle : c'est qu'elle tenait surtout à l'excellence même de l'organisation destinée à assurer l'instruction professionnelle. Comment celle-ci s'acquérait-elle?

Familiarisés avec un grand nombre de maladies fort diverses, prompts à les reconnaître, habiles à les traiter, les prêtres se transmettaient leur savoir, fruit de leur expérience, généralement par voie d'hérédité, et c'est du moins ce que l'on peut inférer de Platon, qui assure qu'Esculape avait choisi ses disciples parmi ses parents. La nécessité de garder le secret des « apparitions » peut expliquer cette préférence ; mais il est juste de dire que, loin que ce système d'instruction par tradition héréditaire fût exclusif, les prêtres, en gens avisés, laissaient venir à eux toutes les intelligences vraiment désireuses de posséder comme eux les secrets de l'art de guérir : c'est ainsi que, dans sa jeunesse, Apollonius de Tyane put se faire initier par les prêtres du temple d'Égée, et, à notre sens, l'on n'a peut-être pas assez remarqué que les deux plus grands médecins laïques de l'antiquité, Hippocrate et Galien, sont nés l'un à Cos, l'autre à Pergame, villes où existaient, comme chacun sait, des temples d'Esculape, d'une très haute et très ancienne réputation médicale : c'est à l'ombre de ces sanctuaires que l'un et l'autre ont dû se former.

Comment se faisait l'instruction médicale *pratique* des néophytes, une curieuse anecdote du biographe d'Apollonius nous l'apprend : Philostrate, en effet, rapporte qu'un hydropique étant venu consulter Esculape à Égée, le dieu ne s'occupa point de lui et ne lui envoya aucun songe[1] ; le malade s'en étant plaint, le dieu finit par lui apparaître et lui promit la guérison *s'il consultait Apollonius* ; le malade donc s'adressa à ce dernier, qui l'exa-

1. *Vit. Apoll. Tyan.*, I, 9.

mina, le traita et le guérit. Pour ce qui concerne l'instruction *théorique*, nous ne pouvons formuler que des conjectures : mais on peut penser que, suivant le procédé employé par les prêtres de Sérapis (par exemple par ceux de Canope[1]), les prêtres d'Esculape, inscrivant les guérisons obtenues et les modes de traitement employés, se composèrent très vite des recueils de recettes. Comme encore il existait de semblables ouvrages nommés « livres sacrés » conservés dans des coffres dans les temples de Sérapis[2], il est infiniment probable que les analogues devaient exister et depuis longtemps dans les temples d'Esculape et servaient à l'instruction des prêtres. Cette instruction s'obtenait sans doute encore par la lecture des inscriptions des temples, indiquant, avec le nom du patient, la maladie traitée et les remèdes qui avaient réussi : ces inscriptions ont dû cependant être rares et ne mentionner que des cures merveilleuses : il ne nous en est resté que très peu, mais cependant Pausanias dit que, de son temps, six colonnes portant de semblables inscriptions existaient encore dans le temple d'Épidaure[3] : plusieurs d'entre elles ont, tout récemment, été retrouvées par Cavvadias.

V

Comment peut-il se faire qu'avec une pareille organisation les prêtres d'Esculape n'aient point su garder, dans l'antiquité, l'autorité scientifique qu'ils eussent pu et dû conserver ? Cela tient, en partie, à ce qu'ils n'ont point su se maintenir dans le « juste milieu, » toujours si difficile à observer. Enivrés par leurs succès et surtout enhardis par l'immense crédulité des malades, subissant probablement aussi l'influence quelque peu corruptrice de la domination romaine, ils ont parfois roulé, nous le reconnaissons, dans l'ornière du charlatanisme. Ainsi, ils ont prétendu, et des inscriptions attestent l'imposture, avoir rendu la vue à des

1. Strab., *Georg.*, XVII.
2. *Orat. in Sarapid.*
3. II, 27.

aveugles[1] : supercheries misérables qui ne demandaient, pour réussir, que des compères bien stylés ou des artifices grossiers, mais que l'on s'explique, sans pouvoir les excuser, par la double nécessité où l'on était d'une part d'affirmer, par des signes de toute-puissance, la présence réelle du dieu, et d'autre part de stimuler, de temps à autre, par une cure retentissante, l'affluence et la générosité des visiteurs.

Lourdes, en effet, étaient les charges pécuniaires nécessitées par l'entretien du temple. Sans compter les dépenses matérielles (constructions, achat de médicaments, d'ustensiles, de lits, etc.), sans compter les frais occasionnés par le culte, les fêtes solennelles, etc., il y avait à subvenir aux besoins de tout un nombreux personnel : c'étaient, indépendamment des prêtres eux-mêmes, les néocores, les prostates, les trésoriers, et combien d'autres ! Sans doute, les temples avaient leurs biens particuliers, et encore le montant des prémices, et les dîmes de guerre, et le produit de certaines amendes, etc.: mais le plus clair de leur avoir provenait certainement des offrandes votives. Ordinairement modestes, ces offrandes consistaient parfois en œuvres d'art précieuses, ou encore en monnaies d'or et d'argent que l'on avait coutume, dit Pausanias[2], de jeter dans la source sacrée qui coulait près du temple, mais d'où, bien entendu, les prêtres avaient grand soin de les retirer; mais de telles aubaines étaient rares, et la concurrence, comme nous le montrerons, était redoutable : de là, la tendance à provoquer les dons au moyen de quelque bruyante réclame : généralement on réussissait, et Philostrate, par exemple, nous parle d'un borgne, riche habitant de la Cilicie, qui, étant venu demander à Esculape de lui rendre l'œil qu'il avait perdu, amena au dieu quantité d'animaux qu'il offrit comme victimes, sans compter deux vases d'or enrichis de pierreries, promettant d'être plus généreux encore si le dieu exauçait sa demande[3].

1. Insc. d'Epidaure, in *Acad. des Insc.*, 1er août 1884, et Mercurial., *op. cit.*, dont les inscriptions sont de l'époque des Antonins.
2. I, 14.
3. *Op. cit.*, I, 10.

Dans le nombre des dépenses qui incombaient aux temples, s'en trouvent quelques-unes d'un ordre très particulier et dont nous voulons dire quelques mots. Il s'agit de dépenses pour l'entretien et le dressage de certains animaux, tels que le serpent et le chien, et il est certain que les prêtres faisaient jouer à ces animaux un rôle actif dans le traitement de certaines maladies, en les habituant à venir, sur un simple appel, lécher les parties souffrantes du corps des patients.

La croyance à des effets merveilleux obtenus par les attouchements de la langue du serpent remonte à la plus haute antiquité : le devin Mélampe, l'ancêtre d'Amphiaraüs, devait son don de prophétie à des serpents auxquels il avait sauvé la vie et qui, pendant son sommeil, lui léchaient les oreilles, de telle sorte qu'à son réveil il comprenait le chant des oiseaux[1]. Or, dans la scène médicale du *Plutus*, nous voyons le prêtre qui, sous le déguisement d'Esculape, faisait sa visite nocturne au chevet des malades couchés dans le temple, s'arrêter près de Plutus aveugle, lui tâter la tête, lui essuyer les yeux, lui couvrir le visage d'un voile rouge et en même temps pousser un sifflement : à ce signal, deux énormes serpents se glissent tout doucement sous le voile et lèchent les yeux du malade, qui recouvre incontinent la vue.

Des chiens étaient, dans les temples d'Esculape, dressés au même exercice, et ce point a été mis en lumière par M. S. Reinach[2]; en effet, sur une stèle récemment découverte à Épidaure, on lit une inscription très curieuse rapportant plusieurs cures surprenantes : il est dit dans un passage qu'un enfant aveugle a été guéri par la langue d'un chien, et, dans un autre passage, on retrouve un chien léchant une tumeur de la tête et la guérissant. Nous ferons observer que ces chiens devaient promener leur langue sur les patients, exactement dans les mêmes conditions que les serpents, c'est-à-dire pendant la nuit, de telle sorte que les patients se figuraient que c'était *en rêve* qu'ils avaient été ainsi léchés.

1. *Odyss.*, 15, 225.
2. Acad. des Insc., 1er août 1884. M. Reinach rapproche une tablette phénicienne de Cittium, qui, dans un compte de dépenses, fait mention de chiens sacrés.

D'autres animaux peut-être étaient, suivant nous, dressés à la même pratique : au rapport d'Artémidore, une femme qui avait mal au sein *rêva* qu'une brebis suçait le lait de ses mamelles[1] : il est fort naturel de croire qu'elle eut ce prétendu rêve dans un temple d'Esculape où des brebis étaient dressées, comme les chiens et les serpents, à lécher les malades ; or, comme conséquence de ce rêve, la malade, dit Artémidore, s'appliqua, et avec succès, la plante nommée « arnoglosse, » ce qui signifie « langue d'agneau. » Nous considérons comme infiniment probable que, de la même manière, les malades qui s'imaginaient que c'était, non point réellement, mais bien *en rêve* qu'ils avaient été, pendant la nuit, léchés par les chiens sacrés, s'appliquaient, en conséquence de ce prétendu rêve, la plante nommée « cynoglosse, » qui a, de nos jours encore, quelque valeur thérapeutique.

Quoi qu'il en soit, il est hors de doute qu'en prétendant accomplir, et, avec de pareils moyens, des guérisons miraculeuses comme celles que nous venons de rapporter, la médecine des prêtres d'Esculape, perdant de son caractère scientifique, s'abaissa nécessairement et cessa de progresser : ce fut là une première cause d'affaiblissement.

Mais d'autres causes, plus puissantes peut-être, ont certainement hâté la décadence des temples que nous étudions ; l'histoire des rudes assauts qu'ils ont subis est intéressante à plus d'un titre, et nous voulons l'esquisser, ne serait-ce que pour faire admirer la merveilleuse vitalité de cette antique institution.

Une des circonstances qui contribuèrent le plus à diminuer l'influence des prêtres d'Esculape et aussi à discréditer leur science, fut la *concurrence*.

En effet, habiles à saisir toutes les occasions d'exploiter la crédulité humaine, les prêtres des sanctuaires les plus divers eurent l'adresse de faire entrer, dans les pouvoirs des différents dieux qu'ils servaient, celui de faire disparaître les maux physiques : c'est qu'ils savaient que rien ne touche plus les

1. *Oneirocrit.*, IV, 24.

humains qu'un retour, souvent inespéré, à la santé, c'est-à-dire à la vie, et que, par là, on s'assure d'une reconnaissance qui se manifeste par de solides rémunérations.

Jaloux des gros honoraires d'Esculape, l'Olympe tout entier voulut faire de la médecine : les prétextes ne manquaient pas.

Pour Pindare[1], Euripide[2] et d'autres, Apollon est le père d'Esculape : de là à dire qu'il est le père de la médecine, il n'y a qu'un pas, et voilà les prêtres d'Apollon autorisés à tenir boutique d'herbes médicinales : *herbarum subjecta potentia nobis*[3] ; et alors, qu'une épidémie survienne, on invoquera Apollon, et, s'il exauce les prières, un temple, comme celui de Bassæ, en Arcadie, s'élèvera en l'honneur du dieu « Epicourios. »

Pour d'autres, comme Proclus, par exemple[4], ce n'est plus Apollon, c'est Minerve qui a inventé l'art de guérir ; ne s'est-elle pas, c'est Plutarque qui nous l'apprend, montrée en songe à Périclès pour lui faire voir la plante salutaire qui a guéri l'architecte Mnésiclès[5] ? Il n'en faut pas davantage pour qu'à Athènes s'élève le temple d'Athéné-Hygia.

L'exemple est contagieux.

Diane, à Éphèse, traitera les maladies des yeux[6] ; Cérès, à Patras, fera du pronostic au moyen d'un miroir magique[7] ; Vénus guérira les tumeurs du menton[8] ; Bacchus[9], Mercure, Hercule, Vulcain donneront également des consultations. Les Nymphes elles-mêmes, ces humbles divinités, feront de la médecine, comme ces « Anygrides » dont nous parle Pausanias, qui guérissaient les affections de la peau.

La profession étant lucrative, il n'est pas jusqu'aux héros et aux devins qui ne prétendront faire concurrence au dieu de la

1. *Pyth.*, Od. 5, v. 85.
2. *Alc.*, v. 967.
3. Ovid., *Met.*, I, v. 521.
4. *In Tim. Plat.*
5. *Pericl. Vit.*, c. 13.
6. Aetius, *Contr. ex vet. med.*, VII, 113.
7. Pausan., VII, 21.
8. Ælian., *Hist. var.*, XII, 1.
9. Pausan., X, 33, et Athen., *Deipnosoph.*, I, 41.

médecine : à l'imitation d'Apollon, père d'Esculape, tous les autres membres de la famille du dieu, savoir, ses sœurs Hygie et Panacée, ses fils Machaon et Podalyre, rendront à prix d'argent des oracles médicaux. Voici en outre, attirant à eux les malades, Calchas, qui s'établira près de Podalyre, dans le pays des Dauniens[1]; Amphiaraüs, qui s'installera en Béotie[2], et Amphiloque, son fils, en Cilicie. Nous connaissons enfin, par Strabon, l'antre de Trophonius et l'antre Charonium, et la curieuse manière dont les malades y étaient traités[3].

Bien entendu, ces pâles imitateurs des prêtres d'Esculape, tous profondément ignares en médecine (sauf peut-être les prêtres du sanctuaire d'Amphiaraüs et ceux de l'antre Charonium, qui semblent avoir employé quelques pratiques heureuses), se serviront du même système général, éminemment commode, celui de la prétendue révélation des remèdes par les songes que l'on dit envoyés par la divinité.

On peut imaginer combien fut vive la lutte entre Esculape et ces intrus : les péripéties en furent diverses; ainsi, le temple d'Amphiaraüs ayant acquis en Béotie une grande notoriété médicale, qu'arriva-t-il? que c'est précisément en Béotie que l'on trouvait le moins d'Asclépions[4] : d'autre part, nombre de malades, se rendant, en quête de remèdes, d'un temple dans un autre, faisaient des comparaisons et établissaient des réputations : c'est ainsi qu'Aristide put comparer Esculape avec Trophonius, et donner la préférence au premier[5]; mais combien d'autres conclurent autrement! Combien d'autres ne s'aperçurent pas qu'ils avaient affaire à ces gens que Plutarque appellera « des bateleurs, des faiseurs de tours de passe-passe »! Veut-on savoir de qui les prêtres de Diane tenaient un de leurs collyres les plus renommés? d'un orfèvre (!) qui, en mourant, en avait

1. Strab., VI, 5.
2. Pausan., I, 34, et Philost., *op. cit.*, II, 37.
3. Strab., *Geogr.*, XIV, 2.
4. Schulz, *Hist. med.*, p. 128.
5. *Orat. in Asclep.*

légué la formule au temple d'Éphèse[1]. Veut-on avoir un échantillon de la médecine (si l'on peut ainsi parler) qui se pratiquait à Delphes même, un des plus célèbres assurément de ces sanctuaires médicaux improvisés? Écoutez Alexandre de Tralles[2] : « Un jeune Athénien, nommé Démocrate, qui était épileptique, se rendit à Delphes pour demander au dieu quel remède il devait prendre. La pythie lui rendit un oracle en vers, contenant une prescription d'amulette : comme cet oracle était obscur, un prêtre l'interpréta, et ordonna au malade de prendre des vers qui sortent quelquefois des narines des chèvres, de les envelopper avec la peau d'une brebis noire et de les pendre à son cou! »

Avec de pareille médecine, il dut arriver et il arriva ceci, que toutes les erreurs de thérapeutique (et elles durent être prodigieusement nombreuses et lourdes) commises par de tels charlatans, jetèrent, par un contre-coup inévitable, une défaveur marquée sur la médecine des prêtres d'Esculape, en dépit de leurs traditions séculaires éminemment scientifiques.

Hé bien! nous allons voir que ce ne furent pas seulement les dieux *nationaux* qui firent à Esculape une si fâcheuse concurrence.

Au VIe siècle avant J.-C., il y eut un grand émoi dans la foule des prêtres, principalement à Athènes; des cultes nouveaux cherchaient à s'introduire, assez audacieux pour entrer en lutte avec les vieilles divinités helléniques : c'était le culte de Cybèle, avec ses métragyrtes ou prêtres mendiants; c'étaient les initiateurs du Thrace Orphée, qu'on nommait encore les orphéotélestes. Que voulaient ces gens? exploiter, eux aussi, la crédulité des hommes. Sous des dehors religieux, peut-être même avec un fond religieux, à l'aide des formules d'invocation, des rites, des mystères, ils cherchaient à attirer à eux le public, et particulièrement le public féminin, si accessible à la superstition ; et alors, aussi habiles que les autres à comprendre que le plus ardent et le plus constant désir de l'homme est celui de conserver la santé, ce qu'ils voulaient, c'était vendre aux initiés des recettes de bonheur pour

1. Aetius, *op. cit.*
2. *De medicin.*, I, 15.

la vie future et aussi et surtout pour la vie terrestre; c'était guérir, à prix d'argent, leurs maux, non seulement le mal moral, mais encore le mal physique.

On doit comprendre quelle résistance à leur tentative ces cultes nouveaux trouvèrent de la part des prêtres : « Le prêtre vit du temple », a dit excellemment M. Girard, à qui nous devons l'histoire de ces curieuses innovations, et voilà que des audacieux tentaient de sortir de terre, cherchant, par une concurrence redoutable, « à faire renchérir le nectar et l'ambroisie ». Résistance inutile d'ailleurs, efforts vains, puisque l'orphisme n'a disparu qu'avec la fin du paganisme.

Or, au moment même où se livraient ces luttes passionnées, voici qu'un culte, nouveau encore, apparaît, cherchant, lui aussi, à usurper une place sur l'Olympe : ce culte, c'est celui d'un Bacchus étranger, de Sabazius, le Dionysos Phrygien. Ce que fut la lutte contre lui, on peut l'imaginer, si l'on songe que les citoyens eux-mêmes y prirent une part ardente. A l'exemple de Cratinus, Aristophane, dans ses *Heures*, excitait la foule enthousiaste en ridiculisant cet impudent qui aspirait à devenir métèque. Ici, comme toujours, le but du nouveau venu était de vendre la santé à prix d'or, et jamais parodie du culte d'Esculape ne fut plus flagrante : ainsi, au rapport d'Aristophane, avec le culte de Sabazius, se répandit la croyance à l'efficacité du traitement des maladies mentales par la musique excitante et les danses des corybantes ; mais il y avait beau temps qu'Esculape, comme nous l'avons dit, avait recommandé la gymnastique et la danse, et avait conseillé à ceux qui étaient excités par des passions vives d'écouter la musique ou des chants mélodieux! Le plagiat était trop évident, et Aristophane raille spirituellement l'inefficacité du traitement prétendu nouveau, en nous dépeignant comme incurable, en dépit de ce traitement, la folie du juge des *Guêpes*. Ainsi encore, quand Démosthènes, à propos de la prêtresse, mère d'Eschine, nous parle d'un prêtre de Sabazius, Ninus, qui, dit-il, fut condamné à mort pour avoir joint à ses fonctions sacerdotales un commerce occulte de philtres et de poisons, il ne faut point douter, à notre sens, qu'il ne s'agît aussi d'un commerce de médicaments, et ici encore nous surprenons les prêtres du nouveau culte en flagrant délit de concurrence avec les prêtres d'Esculape. Il y a plus : l'impudence de ces étrangers devint telle qu'ils allèrent jusqu'à usurper publiquement les attributs du dieu de la médecine. Si l'on en croit Démosthènes, Eschine, qui était fils d'une prêtresse de Sabazius et par suite adepte du culte nouveau, parcourait les rues avec les thiases, en pressant dans ses mains des serpents qu'il balançait au-dessus de sa tête ; or, pour le peuple superstitieux des Grecs, qu'était le serpent, sinon l'emblème de la vertu curative? S'emparer d'un tel attribut, c'était, on ne l'a pas assez remarqué, affirmer un pouvoir médical; quand Minerve devint divinité médicale, elle prit le serpent pour symbole. Les serpents étaient consacrés à Apollon, considéré comme père de la médecine[1], et Pausanias observe avec grand soin que les serpents étaient consacrés à Trophonius lui-même comme ils l'étaient à Esculape, ce qui démontre bien le caractère médical du devin de la Béotie. De même, quand Sérapis pénétrera en Grèce, il n'omettra pas de prendre le serpent pour attribut, et quand, bien plus tard encore, l'imposteur Alexandre entreprendra d'établir un oracle médical rival de ceux d'Esculape, lui aussi aura son serpent familier qu'il roulera autour de son corps et montrera, comme le faisait Eschine, à la foule émerveillée.

Malheureusement, en dépit des résistances et au grand détriment des temples d'Esculape, le culte nouveau s'implanta lui aussi ; Lucien relègue aux places inférieures du Banquet divin les Corybantes et Sabazius, mais enfin il les y admet. De même que l'onomacritisme, le Dionysisme a vu tomber l'empire romain : au cimetière chrétien de Saint-Calixte, on montre la sépulture d'un certain Vincentius qui était prêtre de Sabazius ; c'était peut-être le dernier.

Que dire encore de la concurrence que firent plus tard à Esculape les divinités médicales égyptiennes, Isis, Osiris, Séra-

1. Ælian., *Hist. animal.*, XI, 2.

pis? introduites en Grèce vers 250 avant J.-C., sur la fin du règne de Ptolémée Philadelphe, ces divinités, en peu d'années, y établirent quinze sanctuaires[1]! Comme procédés, les prêtres de ces cultes nouveaux copieront servilement toutes les pratiques des prêtres d'Esculape : ceux-ci ont créé des Asclépions, Sérapis aura des Sérapions; Esculape traite les malades à l'aide de l'incubation et des songes, Sérapis ne fera pas autrement: Esculape ne fait pas de chirurgie, Sérapis n'en fera pas davantage; Esculape rend des oracles médicaux obscurs, Sérapis en rendra d'ambigus[2]: Esculape prétend avoir rendu la vue à des aveugles, Sérapis fera mieux encore; il rendra au cheval borgne de Lucus l'*œil* lui-même que l'animal a perdu[3] : concurrence vraiment impudente, qui s'exercera de mille manières. Le temple d'Esculape, à Tithorée, était justement célèbre; jalouse de cette réputation, Isis, associée à Sérapis, établira un sanctuaire médical dans la même ville et à quarante stades seulement du premier[4]. A Tithorée, de même sans doute qu'à Épidaure, Esculape n'avait que de rares fêtes solennelles; Isis, à Tithorée, en aura deux par an, qui attireront infailliblement la clientèle, en stimulant la curiosité. Il y a plus : il paraît prouvé que le culte médical égyptien finit par se *substituer* au culte d'Esculape[5] et le même fait s'observe à Pergame et à Hermione[6]. On peut juger par là combien Esculape dut perdre de son influence devant la redoutable puissance des divinités médicales nouvelles.

Après les dieux, nationaux ou étrangers, viendront les imposteurs, qui voudront exploiter, eux aussi, la crédulité publique

1. Pausan., I, 18.

2. En voici, tiré d'Artemidore (*Oneirocrit.*, V, 94) un joli exemple : Un malade, qui devait subir une incision, consulta Sérapis sur *l'opportunité* de l'opération; le dieu lui conseilla, en songe, de s'y soumettre, promettant la guérison : or, le malade mourut. Les prêtres interprétèrent le songe et dirent que, puisque le malade ne souffrait plus, il était effectivement guéri !

3. Ælian., *Hist. animal.*, XI, 31.

4. Pausan., X, 32.

5. Rhangabé, *Insc. Hellen.*, nº 898.

6. Welcker, *Griech. Gotterlehre*, II, p. 739; P. Decharme, *Rec. d'Insc. inéd. de Béotie*, in *Arch. des Miss.*, t. IV, 1867.

et établir des oracles médicaux. Lucien, dans ses œuvres, nous raconte, avec force détails, l'histoire de l'un d'eux, Alexandre, qui avait eu l'adresse de se faire initier par un disciple même du fameux Apollonius de Tyane. Copiant, avec une scrupuleuse exactitude, les pratiques des prêtres d'Esculape, leurs procédés, leurs rites, leurs fêtes, leurs mystères, il arriva sans peine à faire un nombre prodigieux de dupes; des médailles furent frappées en son honneur et Marc-Aurèle lui-même fut victime de sa fourberie.

Comment l'autorité médicale des prêtres d'Esculape put-elle résister à toutes ces forces coalisées, c'est ce qu'il est difficile de comprendre; hé bien! ces luttes furent peu de chose, si on les compare à celles qu'Esculape avait encore à soutenir.

VI

Au ve siècle avant J.-C., s'étaient accomplis en Grèce de graves événements : d'abord, les guerres médiques, longues et sanglantes, avaient remué la Grèce de fond en comble; ensuite l'apparition des théories hardies des sophistes, pénétrant peu à peu dans les intelligences, ébranlait sourdement les croyances religieuses; sous cette double influence, un souffle de scepticisme venant à passer dans les esprits, l'on se prit sérieusement à douter de l'intervention divine dans les choses humaines, et alors, pendant que Socrate blâmera publiquement ceux qui consultent les oracles sur les choses que l'intelligence de l'homme est capable d'atteindre, pendant que l'on accusera hautement l'oracle de Delphes (ce même oracle qu'Agésilas et Epaminondas accablaient de leur mépris) de s'être laissé séduire par l'or de Xerxès, pendant qu'Aristophane, en plein théâtre, rira de tout, voici, au point de vue spécial qui nous occupe, ce que l'on pourra observer :

C'est Hérodote qui, parlant de la peste qui décima l'armée des Perses, attribue cette calamité, non plus à la colère des dieux, comme le disaient Homère et Eschyle, mais simplement à la famine dont souffraient les soldats[1].

1. VIII, 115.

C'est Thucydide qui nous montre, en cas pareil, l'insuccès des consultations d'oracles [1].

C'est Hippocrate qui, au rapport de Pline, ose non seulement prédire l'arrivée du même fléau, mais encore le combattre efficacement par des moyens purement humains!

Quelle révolution profonde! Quel coup porté aux oracles médicaux!

On croit généralement qu'Hippocrate fut l'auteur de ce grand mouvement : il n'en est rien. La vérité est que cette révolution scientifique était en germe depuis Pythagore [2]. Jamblique [3] nous dit bien que tant que l'ordre des Pythagoriciens subsista dans la Grande-Grèce, à Crotone, le voile mystérieux dont ils enveloppaient leurs doctrines ne fut point soulevé; mais il est difficile de croire que le secret de leurs pratiques médicales ait été si bien gardé. Très probablement, sous leur influence, la médecine publique, confiée à des fonctionnaires de l'ordre civil, venait d'être organisée [4]; la réputation médicale de Démocède de Crotone était bien connue, puisque Hérodote la publiait; Anaxagore, qui avait voyagé en Égypte comme Pythagore, en avait rapporté comme lui des connaissances médicales étendues, qu'il avait dû faire connaître; Démocrite, qui avait voyagé également en Égypte, était connu d'Hippocrate, et le traité de médecine d'Empédocle était dans beaucoup de mains [5]; l'honneur d'avoir sécularisé l'art médical revient donc, en majeure partie, aux disciples immédiats de Pythagore.

Qu'a donc fait Hippocrate? Pour le savoir, il faut relire le magnifique début des *Aphorismes* :

« La vie est courte... l'occasion est prompte à s'échapper.... l'empirisme est dangereux et le raisonnement difficile : il faut

1. I, 47.
2. Sur la médecine de Pythagore, V. Jamblique, *de Vit. Pythag.*, XXIX.
3. *De Vit. Pythag.*, XXXIV.
4. Vercoutre, *La méd. publiq. dans l'antiq. grecq.*, Revue Archéol., 1880.
5. Retrouvé en 1840 par Dezeimeris dans la collection des traités hippocratiques.

non seulement faire soi-même ce qui convient, mais encore être secondé par les choses extérieures... »[1].

Hé bien! Hippocrate n'a pas fait autre chose que mettre en pratique toutes les prescriptions contenues dans cet aphorisme, mais c'est là précisément ce qui fait sa gloire; sans perdre de temps, il a su habilement profiter des circonstances pour porter lui-même, en faisant ce qui convenait, un coup décisif à l'empirisme sacerdotal; mais il importe de bien définir quelles pratiques, indignes selon lui, de l'art, il voulut dénoncer, et quels empiriques il voulut flageller.

Quelles pratiques Hippocrate prétend dénoncer comme indignes, il est aisé de le deviner en l'entendant proclamer que « chaque maladie a une cause naturelle et que, sans cause naturelle, aucune ne se produit[2] », et s'il restait quelque doute, il suffirait de relire l'œuvre qu'il a, sinon écrite, du moins inspirée, et qui est intitulée : *Traité des Songes* (περὶ ἐνυπνίων), œuvre dans laquelle il fait voir si clairement que les songes dépendent uniquement des variations du régime, qu'on a pu la considérer, et avec raison, comme une suite naturelle du livre IIIe (περὶ διαίτης), qui traite des effets de la réplétion et des écarts alimentaires, « cause fréquente, dit-il, des agitations nocturnes ».

Si donc il est certain que c'est la seule pratique des songes qui excite l'indignation d'Hippocrate, parce qu'elle révolte sa raison, quels empiriques a-t-il voulu flageller? Est-ce bien, comme on le croit généralement, aux prêtres d'Esculape que s'adressent les foudroyants éclats de l'éloquence du maître? Nous n'en croyons rien.

Hippocrate, né et élevé sans doute à l'ombre du sanctuaire de Cos, connaissait trop bien les prêtres d'Esculape pour ne point s'être aperçu, puisque Aristophane lui-même s'en était aperçu, qu'aucun d'eux n'ajoutait foi aux songes; Hippocrate savait aussi que la médecine de ces prêtres était vraiment scientifique, et il le savait mieux que personne, puisqu'au rapport de

1. Hipp., *Aphor.*, 1re *sect.*, I.
2. Littré, *Hipp. op.*, II, p. 77 et 79.

Strabon[1] et de Pline[2] il avait tiré grand profit des inscriptions votives du temple de Cos; d'ailleurs, il ne pouvait appartenir à un « Asclépiade » de tenter de renverser l'autorité médicale de son divin patron, et le texte même du *serment*, dans lequel Hippocrate prend Esculape à témoin de sa probité professionnelle, nous est un sûr garant du respect profond qu'il témoignait au fils d'Apollon et de Coronis. Et encore, que de pratiques médicales Hippocrate n'a-t-il pas empruntées aux temples d'Esculape? En maint passage de ses œuvres, ne loue-t-il pas sans réserve la médecine gymnastique, et n'enregistre-t-il pas les résultats merveilleux que l'on peut tirer des combinaisons de l'alimentation et des exercices? On dira sans doute qu'Hippocrate était le disciple d'Hérodicus, mais Hérodicus n'était pas né que la médecine gymnastique était en honneur dans les temples d'Esculape.

Si donc ce ne sont point, si donc ce ne peut être les prêtres d'Esculape qu'Hippocrate a voulu flageller, à quels empiriques a-t-il voulu faire allusion? Assurément, la chose est maintenant fort claire : il a voulu désigner tous les autres prêtres dont nous avons parlé, l'opprobre de la médecine, copistes serviles et maladroits des procédés extérieurs des prêtres d'Esculape, médecins improvisés en vue du lucre, guérisseurs sans expérience, sans traditions médicales, sans autorité scientifique, impuissants à rien produire qui pût être utile à l'art, incapables d'instituer des traitements et, par suite, empressés à se servir des songes qui, seuls, les aidaient à masquer, aux yeux d'un public superstitieux, leur complète ignorance de la médecine! Voilà les empiriques qu'Hippocrate accable de son mépris, voilà les fourbes dont il ne craint pas de dire, dans le début de son traité *De l'Art* : « Il est des hommes qui se font un art de vilipender l'art médical! »

Malheureusement, si intelligent qu'on le suppose, le public ne sut pas distinguer, et ne soupçonna pas un instant que les prêtres d'Esculape ne pouvaient, sans blesser les idées générales de temps, se passer de la pratique des songes, et ne pouvaient

1. *Geogr.*, XIV.
2. *H. N.*, XXIX, 1.

non plus avouer qu'en réalité ils ne s'en servaient pas; aussi, à cause même de ces songes, et en dépit de leur médecine rationnelle et de leur réelle pratique, ces prêtres furent-ils englobés dans l'anathème; Aristophane les tournera impitoyablement en dérision dans son *Plutus*, comme les raillera Plaute dans son *Curculion*; ce que dira plus tard Cicéron des rêves et de leur inanité[1]; ce que dira son ami Lucrèce, l'épicurien, de l'indépendance absolue dans laquelle subsistent, selon lui, la nature et la divinité; ce que dira Plutarque des jongleries sacerdotales dans les sanctuaires prétendus prophétiques; ce que dira Sénèque des mystères religieux que sa philosophie se refusait à admettre; ce que dira Galien[2] des faux remèdes prescrits en songe; et même, sans invoquer tant de grands esprits, ce que dira le bon sens public lui-même des rêves inutiles et des oracles menteurs, tous ces reproches, toutes ces ironies, toutes ces dures vérités retomberont sur les prêtres d'Esculape, et pourtant, nous l'avons montré, ils ne croyaient point aux songes et c'est leur éternel honneur que de n'y avoir point cru, mais l'antiquité ne s'en est jamais doutée.

Pendant ce temps, la médecine laïque prendra lentement, mais sûrement, son essor. Au temps d'Aristophane, les médecins de l'ordre civil étaient mal vus et mal payés ; ils n'avaient pas su faire encore ce qu'Aristote leur recommandera de faire exclusivement, « rédiger des ordonnances; » mais Hippocrate leur fit voir comment ils devaient s'y prendre. Dès lors, ils marchèrent sans relâche vers la vérité : ils allèrent en tâtonnant, cherchant leur voie, donnant tantôt dans l'empirisme et tantôt dans le dogmatisme, jusqu'au jour où Galien, couronnant l'œuvre d'Hippocrate, jeta les fondements de la science physiologique en allant voir, aux fêtes religieuses, comme tombent et meurent les victimes.

De ce jour, la médecine sacerdotale était condamnée : Esculape retrouva bien à Rome[3], particulièrement sous Antonin le Pieux,

1. *De Divinat.*, II, 59.
2. *De Theriac. ad Pison.*, c. 3.
3. Il y fut introduit en 294 av. J.-C. : Cf. Valer. Max., I, 8.

un regain de popularité, et l'on verra Caracalla, à l'exemple de Marc-Aurèle, se faire traiter par Esculape dans le temple de Pergame[1]. Mais quoi! les Romains possédaient depuis longtemps déjà nombre de divinités médicales, entre autres Apollon qui avait un temple à Rome dès 450 avant J.-C.[2], et d'autre part les divinités égyptiennes vinrent encore, sur ce terrain nouveau, continuer au dieu d'Épidaure une concurrence audacieuse.

Esculape devait donc succomber, mais mourut-il tout entier. Nous allons montrer que non.

VII

C'est le propre des institutions qui ont été utiles de laisser une trace durable dans la mémoire des hommes.

Aux heures sombres où le paganisme se meurt[3], pendant que les sanctuaires sont violés et pillés, alors que le temple d'Esculape, à Égée, est détruit[4], et que le Serapeum subit le même sort, le Serapeum, cet abri sacré, si cher aux Égyptiens, aux Grecs, aux philosophes, temple dont Ammien-Marcellin nous a fait un si magnifique éloge et dont Eunape nous dépeint la ruine avec tant d'indignation[5], à ces heures sombres, disons-nous, l'on peut croire que le culte du dieu de la médecine va disparaître à tout jamais dans l'immense écroulement de l'Olympe.

Il n'en est rien! Voici les néo-platoniciens, les Jamblique, les Julien, les Proclus, qui, croyant que l'avenir est au passé, vont tenter, dans un suprême effort, de faire revivre l'hellénisme! C'est Julien, l'empereur, qui proclame dans ses Œuvres la toute-puissance d'Esculape, à qui jamais, dit-il, il ne s'est adressé en vain[6]. On accourt, on se presse pour entendre les *sermons* d'Acacius, et, un jour qu'il avait parlé sur Esculape dans un temple

1. Herodian., *Hist.*, lib. IV.
2. Tit. Liv., *Hist.*, IV, 25.
3. Dès 321, on décrétait des récompenses en faveur des paysans, qui, d'eux-mêmes, abattraient leurs temples. V. Sozom., *Hist. eccles.*, t. II, p. 5.
4. Par ordre de Constantin.
5. Pillé en 391.
6. V. S. Cyrill., *in Julian.*, l. VII.

qui avait été pillé par les chrétiens et que l'on venait de rouvrir, voici ce que, pour le féliciter, lui écrit Libanius : « Votre discours est, d'un bout à l'autre, brillant et persuasif : tantôt vous prouvez la puissance du dieu par les inscriptions que les convalescents lui ont consacrées, tantôt vous décrivez tragiquement la guerre des athées (chrétiens) contre les temples, la ruine, l'incendie, les autels insultés, les suppliants punis et n'osant plus demander la guérison de leurs maux. »

Voici Plutarque, le fils de Nestorius, ce Plutarque qui, comme on l'a dit, « devina le génie de Proclus, et qui, brisé par les années, était encore de force à expliquer à ses disciples le *Traité de l'âme* d'Aristote, et le *Phédon* de Platon : hé bien! Plutarque, ce créateur d'un mouvement philosophique, ce fondateur d'une école brillante et féconde », croit encore au pouvoir d'Esculape et consulte directement le dieu quand sa santé vient à faiblir.

Voici Proclus lui-même et Marinus, qui lui attribue une vertu surnaturelle contre les maux physiques, en apporte en preuve la guérison miraculeuse et touchante de la jeune Asclépigénie, fille d'Archiadès et de Plutarcha, et Marinus observe, pieux biographe, que la maison de Proclus touchait au temple d'Esculape, « car, dit-il, Athènes était encore assez heureuse pour conserver dans son entier le temple du Sauveur. »

Oui! c'est alors le renouveau de l'hellénisme! c'est toute une époque qui revit, avec ses gloires, ses traditions, ses souvenirs, c'est tout un monde qui renaît avec ses dieux, ses croyances et ses superstitions! Alors reparaissent les légendes, ces belles et poétiques légendes, aimables fictions qui ont bercé quinze siècles ; des anecdotes charmantes courent de bouche en bouche, empreintes d'une exquise saveur archaïque. Écoutez celle-ci :

« Un jour, dit Marinus, pendant que Proclus souffrait de la goutte, un oiseau vint, qui, becquetant le topique appliqué sur le membre endolori l'enleva. Le malade demanda aux dieux l'explication de cet augure ; Esculape alors lui apparut en songe et examina soigneusement le pied du malade : le lendemain, le mal avait disparu. »

Et celle-ci :

« Plutarque et Domninus, dit Suidas, étaient malades l'un et l'autre ; Esculape, interrogé par eux, leur prescrivit le même remède, bien que leurs maladies fussent différentes. Plutarque s'en étonna, et, une nuit, s'étant réveillé, il tendit les bras vers la statue du dieu (car il couchait dans le sanctuaire), et conjura Esculape de modifier le traitement. Aussitôt, une voix harmonieuse sortit de la statue et indiqua au malade un autre remède. »

Hélas! en dépit de tous les efforts, l'heure suprême devait arriver! Aux assemblées du peuple, au sénat, aux archontes, aux panégyries, va définitivement succéder l'Église, avec ses presbytes, ses épiscopes et ses fêtes solennelles! En l'an 400, les temples avaient disparu, ou étaient affectés à des usages vulgaires, mais le polythéisme n'était pas mort! Sans parler de ces Maniotes qui, au milieu du IXe siècle, adoraient encore Poseïdon et Aphrodite, il arriva ceci, c'est que, le temple détruit, le culte, fils du souvenir, s'attacha à l'emplacement : lorsque Pausanias[1], allant du théâtre de Dionysos à la citadelle d'Athènes, dépassa le tombeau de Kalos, il rencontra le temple d'Esculape, qui renfermait la fontaine auprès de laquelle Arès tua Halirrhotius : le temple d'Esculape n'est plus, mais, sur son emplacement, occupé jadis par une mosquée, s'élève aujourd'hui une église dédiée aux saints Anargyres : « Il y a, dit M. Petit de Julleville[2], un rapport symbolique entre les deux vocables : Esculape est le dieu de la médecine, les saints Anargyres sont deux médecins. Sous ce nom, qui signifie « sans argent, » les Grecs honorent deux frères désintéressés, Côme et Damien, qui, vers l'an 300, soignaient gratuitement les pauvres en Cilicie. »

Ce n'est point tout : Georges Fabricius[3] rapporte avoir vu à Padoue, en plein XVIe siècle, des enfants de la campagne aller dormir dans l'église de Saint-Antoine, et, de nos jours encore,

1. XXI, 6.
2. *Rech. sur l'emplac. et le voc. des égl. chrét. en Grèce*, Arch. miss., t. V, 1868.
3. Vink, *Amœn. philol. medic.*, p. 73.

M. G. Perrot[1] a pu constater, dans une île de l'Archipel, à Lesbos, l'existence de cette antique coutume des temples d'Esculape : les malades vont dormir dans les églises, cherchant à obtenir, en songe, le remède dont ils ont besoin.

N'est-ce point un fait éminemment intéressant que de voir cette coutume, humble débris, surnager dans le grand naufrage d'une civilisation disparue?

Docteur VERCOUTRE,
Médecin militaire.

Gabes, août 1884.

1. Communication orale.

ANGERS, IMPRIMERIE BURDIN ET Cie, RUE GARNIER,

7-

ANGERS, IMPRIMERIE BURDIN ET Cie, RUE GARNIER, 4.

www.ingramcontent.com/pod-product-compliance
Ingram Content Group UK Ltd.
Pitfield, Milton Keynes, MK11 3LW, UK
UKHW020448180726
13839UKWH00004B/1703

9 782329 572161